ÉTUDES MÉDICALES

SUR LES

EAUX SULFUREUSES

DE SAINT-HONORÉ

(NIÈVRE)

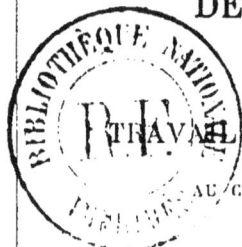

TRAVAIL LU EN SÉANCE PUBLIQUE

AU CONGRÈS SCIENTIFIQUE D'AUTUN

LE 8 SEPTEMBRE 1876

PAR

LE Dʳ EUGÈNE COLLIN

MÉDECIN INSPECTEUR CHEVALIER DE LA LÉGION D'HONNEUR OFFICIER D'ACADÉMIE
MEMBRE CORRESPONDANT DE LA SOCIÉTÉ D'HYDROLOGIE
DE LA SOCIÉTÉ DE MÉDECINE DE LYON DE LA SOCIÉTÉ ÉDUENNE ETC

AUTUN

IMPRIMERIE DEJUSSIEU PÈRE ET FILS

1877

ÉTUDES MÉDICALES

SUR LES

EAUX SULFUREUSES

DE SAINT-HONORÉ

(NIÈVRE)

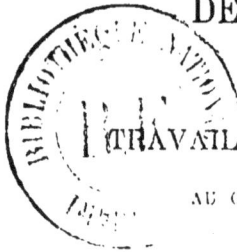

TRAVAIL LU EN SÉANCE PUBLIQUE

AU CONGRÈS SCIENTIFIQUE D'AUTUN

LE 8 SEPTEMBRE 1876

PAR

LE Dʳ EUGÈNE COLLIN

MÉDECIN INSPECTEUR, CHEVALIER DE LA LÉGION D'HONNEUR, OFFICIER D'ACADÉMIE
MEMBRE CORRESPONDANT DE LA SOCIÉTÉ D'HYDROLOGIE
DE LA SOCIÉTÉ DE MÉDECINE DE LYON, DE LA SOCIÉTÉ ÉDUENNE, ETC.

AUTUN

IMPRIMERIE DEJUSSIEU PÈRE ET FILS

1877

OUVRAGES DU MÊME AUTEUR :

Quelques considérations sur l'action thérapeutique des eaux sulfureuses de Saint-Antoine de Guagno (Corse). Paris, 1852

Études pratiques sur l'hydrothérapie........... Paris, 1855

Du rhumatisme cérébral chronique .... Paris, 1861

Du traitement des affections pulmonaires par les inhalations de Saint-Honoré (Nièvre)......... Paris, 1864

Saint-Honoré-les-Bains, guide médical et pittoresque, par le docteur Collin et Charleuf...... Moulins, 1865

Conférences sur l'hygiène . ... Paris, 1869

De quelques améliorations apportées à l'établissement thermal de Saint-Honoré et d'un nouveau mode d'embouteillage des eaux sulfureuses.................................... Paris, 1870

Saint-Honoré-les-Bains, ses eaux thermales et les maladies qu'on y traite................... Paris, 1872

Étude sur l'hérédité de la syphilis............. Lyon, 1874

Étude pour servir au diagnostic et au traitement de la congestion pulmonaire de nature arthritique .... Paris, 1874

Du diagnostic de la congestion pulmonaire de nature arthritique et de son traitement par les eaux de Saint-Honoré....................... Paris, 1876

ÉTUDES MÉDICALES

sur

LES EAUX SULFUREUSES

DE SAINT-HONORÉ

(NIÈVRE)

———————⊶⊙⊙⊙⊶———————

MESDAMES,

MESSIEURS,

J'ai vivement regretté d'apprendre, dans un moment où mes fonctions me laissaient bien peu de liberté, que le Congrès scientifique de France se tiendrait cette année à Autun, et que parmi les questions à élucider se trouvait l'étude des eaux thermales de Saint-Honoré.

J'aurais voulu faire un travail digne des savants confrères de la ville qui nous reçoit aujourd'hui, digne de vous tous, Messieurs les membres du Congrès, et ne pas me contenter de simples notes écrites à la hâte, à bâtons rompus, et, qu'il me soit permis de le dire, entre deux consultations.

Je resterai, Messieurs, dans les limites du programme et me bornerai à vous entretenir de quelques généralités sur nos eaux ; à vous parler de leur analyse, de leur mode d'emploi, des maladies contre lesquelles elles sont indiquées et enfin de leur avenir.

GÉNÉRALITÉS

Quand on songe que partout où il existe des eaux abondantes et efficaces il suffit de fouiller le sol pour y trouver des vestiges de l'occupation romaine, on est saisi d'admiration pour ce grand peuple, aussi conservateur que conquérant.

Saint-Honoré ne devait pas faire exception à la règle et les travaux pratiqués en 1838 d'abord et en 1851 ensuite, par les ordres de M. le marquis d'Espeuilles, firent découvrir des substructions remarquables, des aménagements parfaitement exécutés, et dans un seul des puits on trouva plus de six cents médailles qui remontent jusqu'au règne de Tibère. Notre savant président de la Société Éduenne, M. Bulliot, dont la bienveillance et la modestie font ressortir encore davantage le zèle et la vaste érudition, est le premier qui ait fait remarquer que les lacunes laissées dans la succession de ces médailles correspondaient aux règnes des empereurs sous lesquels avaient eu lieu les différentes invasions.

En effet, pas une pièce de Caracalla, ni d'Aurélien, ni de Probus. « Chose singulière, écrivait en 1865 mon ami regretté et savant collaborateur Charleuf, parmi tant d'ex voto, pas une seule pièce gauloise. Cependant il existe un grand nombre de monnaies frappées par des chefs indigènes, même contemporains de Jules César. Sous Tibère, l'élément gaulois était-il donc déjà réduit à ne se manifester par aucun signe extérieur capable de rappeler l'indépendance perdue ? »

Existait-il à Saint-Honoré une ville gauloise de vingt mille âmes, connue sous le nom d'Arbandal et déjà célèbre par ses sources minérales ? De quelle époque datent les thermes romains ? Nous ne pouvons faire à cet égard que des conjectures. Ce que l'on peut assurer, c'est que Saint-Honoré est bien l'*Aquis Nisenei*, suivant les uns ; *Alisencii*, suivant les autres, de la carte de Peutinger, station balnéaire qui fut détruite pendant la seconde invasion gauloise, sous le règne de Valentinien Ier, ou pendant la grande tourmente du cinquième siècle.

Léonard Berthaud, minime, mort à Autun en 1662, assure dans son ouvrage *l'Illustre Arbandal*, que les médecins les plus distingués de l'empire romain envoyèrent leurs malades à ces eaux, qui reçurent l'empereur Constantin pendant son séjour à Autun. D'après ce savant, les thermes de Saint-Honoré furent ruinés de fond en comble par les Sarrasins vers 732.

Au XIIe siècle, les sources appartiennent au prieuré de Saint-Honoré et passent ensuite aux mains des Bénédictins de la Charité-sur-Loire. A partir de cette époque, les moines transforment le parc en un vaste étang dans lequel ils retiennent les eaux thermales et font arriver deux ruisseaux que les Romains avaient éloignés jadis de leur établissement.

Cet étang fut comblé à la suite d'un orage épouvantable qui eut lieu le 24 juin 1773, et les sources thermales ne formèrent plus qu'un petit bassin dans lequel venaient se baigner les habitants du voisinage.

En 1812, un médecin nommé Bacon-Tacon, ancien médecin de Catherine II, voulut exploiter ces sources, mais il se ruina dans cette entreprise. Il a laissé un opuscule intitulé : *Observations sur la nature et les effets des eaux thermales et minérales de Saint-Honoré.*

Après Bacon, les sources de Saint-Honoré appartinrent à une société de grands propriétaires de la Nièvre, qui laissa quelques traces de son passage, mais qui croula après la révolution de 1830.

Enfin, en 1837, M. le marquis Théodore d'Espeuilles devenait le propriétaire de ces thermes, y fondait, en 1851, l'établissement actuel et confiait l'analyse de ses eaux à M. Ossian Henry, membre de l'Académie de médecine et chef de ses travaux chimiques.

SOURCES DE SAINT-HONORÉ

Si l'on consulte les écrits laissés par nos devanciers, il y aurait à Saint-Honoré cinq sources :

1° La Crevasse ;
2° L'Acacia ;
3° Les Romains ;
4° La Marquise ;
5° La Grotte.

Depuis longtemps je soutiens qu'il n'en existe en réalité que trois.

La source de l'Acacia n'est, en effet, qu'une bifurcation de celle de la Crevasse, et la source de la Marquise émerge de l'un des cinq puits communiquant entre eux qui existent aujourd'hui tels que nous les ont laissés les Romains.

La troisième est la source de la Grotte ; elle est située au sud de l'établissement et donne une faible quantité d'eau.

Il y a douze ans environ, je fis faire une fouille qui nous donna des résultats assez curieux au point de vue archéologique. Nous arrivâmes, en traçant une galerie vers l'est, à un réservoir bâti en pierres sèches reliées entre elles par une mousse qui semblait y avoir été placée la veille, tant elle était verte et fraiche.

Ce réservoir, de forme ovalaire, avait 80 centimètres dans son plus grand diamètre, sur 50 de profondeur. Je trouvai dans ce bassin, au milieu de la vase dont il était à peu près rempli, quelques fragments de poterie et une tête en bois grossièrement sculptée, que j'ai cru un instant d'origine gauloise.

D'après M. Bulliot, tête et poterie appartiendraient à l'époque gallo-romaine.

Il n'existe donc à Saint-Honoré que trois sources :

1° La Crevasse. Température........ 26 centigrades.
2° Les Romains................... 31
3° La Grotte.................... 22

Réunies, elles donnent l'énorme quantité de 960 mètres cubes d'eau par 24 heures.

ANALYSE

Regnault d'abord, Vauquelin en 1813, Boulanger en 1838, analysèrent les eaux de Saint-Honoré.

En 1851, M. Ossian Henry exécuta à la source même l'analyse que nous possédons aujourd'hui ; il indique la présence d'acide sulfhydrique, de sulfures alcalins, de sulfates anhydres, de soude et de chaux, de silicates et une assez grande quantité de chlorure de sodium.

M. Personne, le savant chimiste de l'Académie de médecine, achève en ce moment un nouveau travail sur Saint-

Honoré et, dans une lettre qu'il m'a écrite il y a quelques
jours, il m'annonce la découverte de différents éléments
qui ne peuvent que contribuer à la prospérité de ces
thermes.

Il n'a pas trouvé, me dit-il, une grande différence quant
aux principes sulfurés indiqués par Ossian Henry, mais il
signale la présence d'une quantité notable d'arsenic et de
sesqui-oxyde de manganèse et de fer. L'arsenic est bien
plus abondant, me dit-il, dans la source de la Crevasse que
dans celle des Romains.

Encore quelques jours, et l'analyse de M. Personne nous
indiquera les divers éléments constitutifs de nos eaux.

MODES D'EMPLOI

L'établissement de Saint-Honoré est parfaitement outillé.
L'eau sulfureuse est employée en boisson, en bains, en
inhalations, en douches de toutes sortes et à toute température.

La médication hydrothérapique y est aussi administrée
avec succès.

Depuis 17 ans que j'ai l'honneur d'être le médecin inspecteur de cette station thermale, les inhalations, pour lesquelles tant de malades nous sont envoyés, ont subi des
transformations capitales.

L'eau des Romains, employée d'abord, a été remplacée,
sur ma demande, par celle de la Crevasse, plus froide et
plus chargée d'hydrogène sulfuré. J'ai fait, par ce moyen,
disparaître bien des accidents causés par une température
trop élevée.

Dans une brochure écrite en 1864, j'ai fait connaitre au monde médical les avantages de cette nouvelle installation et j'ai cherché à donner une explication scientifique des effets physiologiques et thérapeutiques de ce moyen puissant contre les affections des organes respiratoires.

Une très belle piscine à eau courante, assez profonde pour qu'il soit possible de s'y livrer à l'exercice salutaire de la natation, a été construite en 1866 et nous rend des services signalés ; la température de l'énorme quantité d'eau qui se renouvelle sans cesse, est de 28 centigrades.

C'est surtout chez les enfants que nous obtenons d'excellents résultats, chez ces enfants lymphatiques, à tissus mous et relâchés, comme on en voit trop souvent dans les grands centres et chez lesquels le lymphatisme exagéré permet de prévoir pour la jeunesse ou l'âge mûr des affections que l'on peut prévenir en reconstituant les sujets.

Dans la piscine de Saint-Honoré, les enfants se livrent à des exercices qui développent leurs muscles, dilatent leur poitrine, activent la circulation et permettent, à la sortie du bain, une réaction bienfaisante.

Je l'ai dit et écrit bien souvent, c'est surtout à cette époque de la vie que l'on doit demander aux eaux minérales une prophylaxie active et les bains de piscine devront toujours être préférés dans ces cas, à moins de contre-indications formelles.

Je dois aussi signaler la salle de pulvérisation dont a été doté l'établissement depuis plusieurs années et dans laquelle se trouvent les appareils les plus nouveaux employés pour ce mode de traitement.

MALADIES TRAITÉES A SAINT-HONORÉ

Une eau minérale étant donnée, la tradition plus que séculaire étant connue, il semble au premier abord que rien n'est plus facile au médecin que d'affirmer, en s'appuyant sur l'analyse chimique, quelles sont les maladies qui devront être tributaires de cette eau.

A mon avis, Messieurs, c'est là une grave erreur et l'homme de l'art qui raisonnerait ainsi me donnerait de son savoir et de son expérience une fâcheuse opinion.

En effet, la tradition quoique souvent respectable ne devient pas moins dans bien des cas l'auxiliaire puissant d'un empirisme aveugle. D'un autre côté, ne s'inspirer que des révélations faites par la chimie, ne rechercher que l'élément qui domine pour en conclure à des effets thérapeutiques, c'est encore s'exposer à de grandes chances d'erreur.

L'élément minéralisateur dominant peut, en effet, ne pas être l'agent principal de la médication, celui qui la caractérise, et ce serait, par conséquent, s'exposer à bien des mécomptes que de baser sur lui l'échafaudage de sa thérapeutique.

Outre la composition chimique, toujours complexe, d'une eau minérale, il existe encore, au moment de son émergence, un je ne sais quoi, qu'un chimiste nomme une force, résultat de combinaisons molléculaires, que j'appellerai dans mon ignorance : *la vie de l'eau*, vie qui anime ce liquide à sa sortie de la terre, et en fait, même loin de la source, un des médicaments les plus puissants que possède l'art médical contre les affections chroniques.

C'est donc par les observations prises sur les malades et

par la déduction scientifique des faits observés, qu'un médecin peut être convaincu de l'utilité d'une eau contre telle
ou telle affection ; peut-être serait-il plus exact de dire :
Convaincu de son utilité pour tels ou tels malades.

Quatre grandes maladies dominent l'étiologie des affections
chroniques :

1° L'*Arthritisme*. Cette combinaison binaire de la goutte
et du rhumatisme ; cette maladie si fréquente de nos jours,
qu'elle soit acquise, ce qui arrive souvent, qu'elle soit héré-
ditaire, ce qui est plus fréquent encore.

2° L'*Herpétisme*, dont la parenté avec l'arthritisme paraît
quelquefois si évidente que, pour certains médecins, ces
deux diathèses sont confondues en une seule.

3° La *Scrofule*, qui n'est plus, comme on le disait autre-
fois, un mal de misère et que l'on observe aujourd'hui dans
toutes les classes de la société.

4° Enfin, cette diathèse dont je ne veux pas ici prononcer
le nom, maladie générale dont tous les peuples nient la
paternité. Enfant né de père inconnu, je l'admets ; mais
dont les descendants trop nombreux, hélas, se reconnaissent
à des signes presque toujours infaillibles.

Je crois pouvoir assurer, Messieurs, que les eaux de Saint-
Honoré peuvent être d'une utilité incontestable dans chacune
de ces grandes divisions des maladies chroniques.

Est-ce à dire qu'il faudra traiter par ces eaux tous les
malades dont les affections se rattachent à ces maladies
générales dont elles ne sont que le retentissement sur l'un
des organes internes ou leur expression extérieure sur l'en-
veloppe cutanée ? Non et mille fois non. L'opportunité de
telle ou telle station dépendra souvent bien plus du malade
que de l'affection dont il est atteint.

Il faudra, avant de se prononcer, tenir le plus grand compte de l'hérédité, de l'âge, de la constitution, du tempérament, des habitudes antérieures, de l'ancienneté des accidents, etc. Un exemple vous fera comprendre ma pensée.

De temps immémorial, les eaux sulfureuses ont été employées contre l'herpétisme. Saint-Honoré, comme ses similaires des Pyrénées, revendique sa part de succès ; mais il est cependant certains individus à tempérament sanguin, à constitution très forte, apoplectique, si je puis m'exprimer ainsi, chez lesquels je ne les conseillerai jamais et il m'arrive tous les ans de renvoyer à d'autres eaux certains malades, tout herpétiques qu'ils sont, parce que l'expérience m'a appris depuis longtemps que l'action excitante des eaux sulfureuses sur le système sanguin devait les faire contre-indiquer chez les individus sujets à de certaines hémorrhagies ou à certaines congestions viscérales.

Les affections de nature lymphatiques ou scrofuleuses, qu'elles intéressent la peau ou les organes profonds, sont heureusement influencées par les eaux de Saint-Honoré. Il y a longtemps que j'ai signalé, dans différents écrits, les excellents résultats que nous obtenons chez ce grand nombre d'enfants qui nous arrive chaque année ; chez ces enfants aux cheveux blonds, aux yeux bleus, aux cils longs et recourbés, qui séduisent par la beauté de leurs formes, par leur teint souvent frais et rose, par cette beauté lymphatique, comme l'appelait Fleury, dont les charmes trompeurs cachent tant de dangers.

C'est encore avec succès que nous traitons par nos eaux les affections chroniques de nature spécifique. Elles sont précieuses, soit comme diagnostic, soit comme médication adjuvante à un traitement général. Elles dégagent l'inconnu, comme le disait le savant Patissier.

« Défiez-vous, a dit Constantin James, de ces éruptions cutanées que les traitements ordinaires ne peuvent ni guérir ni même sensiblement modifier. » J'ajouterai, pour ma part : Défiez-vous de la plupart des affections chroniques pour peu qu'il existe des antécédents fâcheux. C'est alors que l'épreuve des eaux et surtout des eaux sulfureuses devient une excellente pierre de touche qu'il ne faut pas négliger, et je crois être autorisé à dire que non-seulement cette épreuve doit être subie dans l'intérêt du malade, mais qu'il est du devoir de tout jeune homme atteint de s'y soumettre avant une certaine époque de sa vie.

C'est à dessein, Messieurs, que je termine par l'arthritisme la partie de ce travail consacré aux maladies qui peuvent être traitées par les eaux de Saint-Honoré.

Peut-être quelques-uns d'entre vous s'étonneront-ils de me voir inscrire le rhumatisme au nombre des maladies traitées par les eaux sulfureuses, alors que depuis longtemps il semble être tributaire des eaux alcalines ?

Ce serait ici le cas de rappeler l'ancienne lutte entre Prunelle et Petit au point de vue du traitement de la goutte par les eaux de Vichy. et ne vous ai-je pas fait pressentir ma manière d'envisager la cure du rhumatisme ou plutôt de ses manifestations viscérales, quand j'ai dit qu'il fallait s'occuper encore plus des malades que des affections dont ils étaient atteints ?

Le rhumatisant est jeune, il est fort, vigoureux, sanguin, c'est aux eaux alcalines qu'il devra s'adresser.

Est-il avancé en âge, à constitution délabrée, affaibli par les excès ou la souffrance, je soutiens que c'est aux eaux sulfureuses qu'il devra demander sinon la guérison, du moins un allégement à ses souffrances et cela par le déplacement de la congestion, alors qu'elle a abandonné les muscles ou les articulations pour se porter sur des organes essentiels à la vie.

Depuis bien des années déjà, je cherche à reconnaître, à l'aide de l'auscultation, la nature des maladies chroniques de la poitrine. Je suis heureux de dire que mes efforts ont été couronnés de succès. Un prochain travail prouvera, je l'espère, que l'herpétisme n'échappe pas à ce moyen d'investigation.

Quant à l'arthritisme, je crois avoir suffisamment prouvé par mon dernier travail sur la question, lu il y a quelques mois à la société d'hydrologie, qu'il était possible d'en reconnaître les manifestations sur l'organe pulmonaire.

Plusieurs médecins ont bien voulu m'écrire pour confirmer mes observations et quelques-uns sont venus à Saint-Honoré y demander leur propre guérison. Je soutiens que dans l'immense majorité des cas de congestion pulmonaire de nature arthritique, le médecin trouvera à l'auscultation un râle sous-crépitant très fin au début et pouvant plus tard être mélangé de râles crépitants. Ce symptôme existe dans un lieu d'élection : à la partie externe, moyenne ou inférieure du poumon, soit d'un côté, soit des deux côtés à la fois, mais plus souvent à droite ; râle perçu seulement à l'inspiration, souvent fugitif et n'étant habituellement accompagné d'aucune réaction, ni de la moindre altération du cœur.

Les eaux de Saint-Honoré nous ont donné des résultats excellents. Nous avons employé, suivant les sujets, les inhalations, les douches de pieds, l'eau en boisson, les grandes douches, etc., et j'ai pu constater des résultats excellents par l'eau seule bue loin de la source.

Messieurs, cette façon d'envisager l'etiologie des affections chroniques en les soumettant toutes à l'une des quatre grandes maladies qui les dominent, peut me dispenser, je l'espère de vous les énumérer à mesure que l'expérience nous a montré qu'elles étaient plus ou moins influencées par les eaux thermales sulfureuses de Saint-Honoré. Que nous ayons à combattre une affection de la peau, des muqueuses, des os, des parenchymes, la grande question, à mon point de vue, est le diagnostic.

Sous quelle influence maladive les accidents se sont-ils développés ? Voilà la première question que doit s'adresser le praticien, et ce n'est qu'après s'être assuré qu'il n'existe pas de contre-indications qu'il peut soumettre son malade à un traitement efficace et non point à une formule identique dont l'emploi prouve l'inexpérience, en même temps qu'il jette sur le médicament une déconsidération aussi fâcheuse qu'imméritée.

AVENIR DE SAINT-HONORÉ

Messieurs, il y aurait une étude bien intéressante à faire sur l'influence exercée par le milieu, sur l'avenir des hommes et des choses.

Supposez un instant que nos eaux sulfurées sodiques aient appartenu à l'un des départements du Midi, et voyez avec quelles difficultés elles eussent vu grandir leur réputation en face de leurs puissantes rivales des Pyrénées.

Placées au contraire au centre de la France, à huit heures de Paris, sans sources similaires dans ces contrées, leur notoriété devait s'étendre, car il est un grand nombre de malades qui n'ont pas ou le temps ou les moyens de se rendre à de lointaines eaux.

Au nombre des causes de la prospérité toujours croissante de Saint-Honoré, il faut signaler son altitude et son climat.

Dans la dernière séance annuelle de la Société de secours des amis des sciences, M. Paul Bert a fait une intéressante conférence relative aux effets de la pression atmosphérique sur les êtres vivants et dans laquelle il a montré les habitants des montagnes sujets à ce que l'on appelle *le mal des montagnes*, dont le caractère serait une sorte d'anémie par appauvrissement du sang. Pour le savant professeur de la Sorbonne, cette affection aurait pour cause la diminution de l'oxygène respiré.

Saint-Honoré, situé à 212 mètres au dessus du niveau de la mer, possède donc une altitude moyenne bien précieuse pour les malades qui n'ont point à redouter ces hémorrhagies causées souvent par la diminution de la pression atmosphérique et qui peuvent y respirer un air pur et vivifiant que les forêts voisines remplissent de vapeurs résineuses si salutaires dans les affections chroniques de la poitrine.

D'un autre côté, nous jouissons d'une température plus égale que celle des Pyrénées et s'il faut quelquefois, à l'arrière-saison, se prémunir contre les fraicheurs relatives des soirées, les malades n'ont jamais à craindre ces abaissements thermométriques extrèmes si fréquents dans les montagnes.

Eaux bues loin des sources. — L'exportation d'une eau minérale contribue toujours, pour une large part, à sa réputation. A ce titre, l'avenir de Saint-Honoré est assuré.

Au début de mon inspectorat, en 1860, quelques malades seulement emportaient un certain nombre de bouteilles d'eau qui ne tardait pas à se désulfurer plus ou moins complétement.

Vous savez, Messieurs, combien il est difficile de conserver aux eaux thermales leur sulfuration primitive ; la moindre quantité d'air laissée dans le goulot de la bouteille suffit pour amener une altération complète.

Le Dr Treuille, M. Porret, inventeur d'un procédé de conservation des eaux minérales, M. Filhol (*Eaux minérales des Pyrénées*) se sont occupés de cette question importante. Malheureusement, les moyens conseillés par ces savants étaient tous plus difficiles ou plus coûteux les uns que les autres. Enfin, les auteurs du *Dictionnaire des eaux minérales* disent « que le meilleur mode d'embouteillage est loin d'être trouvé. »

J'ai publié dans le tome XVI des *Annales de la Société d'hydrologie* le moyen que nous employons à Saint-Honoré et qui consiste à remplacer dans les bouteilles l'air atmosphérique par les gaz de nos sources. Ce moyen, d'une simplicité extrême, donne les résultats les plus complets.

De nombreuses expériences faites à l'hôpital de Billom dont j'ai l'honneur d'être le médecin en chef, m'avaient parfaitement édifié sur la valeur des eaux de Saint-Honoré bues loin de la source ; mais on comprendra facilement que j'aie voulu, avant de donner mon appréciation, attendre les résultats obtenus par les nombreux confrères qui les ont employées dans leur clientèle.

Aujourd'hui, Saint-Honoré a conquis une place honorable parmi les établissements dont les eaux sulfureuses sont exportées. Voici, du reste, des chiffres qui parlent assez haut.

En 1868, la vente a été de 1,600 bouteilles ;

En 1875, le chiffre s'est élevé à 14,000 ;

En 1876, il dépassera certainement 20,000.

J'ai fait connaître plusieurs des causes qui concourent à l'avenir de Saint-Honoré ; qu'il me soit permis, maintenant, d'exprimer mes *desiderata*.

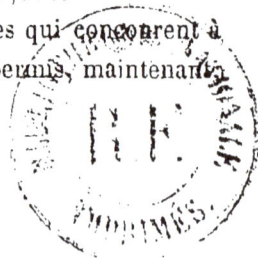

Il est nécessaire qu'un établissement spécial de douches soit construit avant peu, afin que l'ancien soit exclusivement réservé aux bains. Le nombre toujours croissant des malades impose cette nouvelle installation aux propriétaires.

En achevant, avec leur désintéressement bien connu, l'œuvre commencée par leur père, M. le général marquis d'Espeuilles, sénateur, et M. le comte d'Espeuilles, ont bien mérité d'une contrée qui, pauvre hier encore, est arrivée à l'aisance et marche aujourd'hui vers la fortune.

Si la reconnaissance était une des vertus de notre époque, le souvenir de tout le bien que cette famille a fait à son pays devrait être gravé à tout jamais dans le cœur de chaque habitant.

Saint-Honoré a besoin de nouveaux hôtels, de quelques nouvelles maisons particulières qui seraient facilement louées par les personnes qui ne recherchent pas les plaisirs du Casino, fort bien installé du reste, et qui préfèrent continuer aux eaux la vie intime de la famille.

Je crois pouvoir assurer que les propriétaires de nos thermes seraient enchantés de voir l'industrie privée venir les aider dans cette œuvre à laquelle seraient attachés des bénéfices certains.

En terminant ce travail, pour lequel je demande toute votre indulgence, qu'il me soit permis de vous dire quelques mots sur une cause sérieuse de succès pour les établissements thermaux en général. Je veux parler de leur inspection médicale. Comme vous le savez, cette question est à l'ordre du jour et vient d'être portée devant la Chambre des députés.

Combien de stations aujourd'hui célèbres sont restées longtemps inconnues ! C'est que l'avenir d'une eau minérale ne dépend pas seulement de son efficacité. Bien des causes concourent à son succès et de même que la pierre la plus précieuse a besoin du travail de l'homme pour briller à nos yeux, il faut aussi que le public médical soit renseigné sur les effets physiologiques et thérapeutiques de ce médicament naturel.

Nous avons, dans la mesure de nos forces, travaillé dans ce sens depuis dix-sept ans et nous sommes heureux de reconnaitre que nos efforts ont été couronnés d'un plein succès. La France entière connait aujourd'hui Saint-Honoré, les médecins les plus illustres nous adressent leurs malades et chaque année des cures plus nombreuses sont le résultat d'études appuyées sur des observations nouvelles et une expérience plus grande.

Sauf quelques rares exceptions, l'avenir d'une station thermale dépend donc beaucoup et plus que certains ne paraissent le croire, du travail incessant et de l'honorabilité des membres de l'inspectorat médical ; cela dit, sans porter aucune atteinte aux études et à l'honorabilité des médecins libres.

Si l'Angleterre, en supprimant cette institution actuellement combattue en France avec acharnement, a causé, comme on l'assure, la perte de ses établissements thermaux, nous lui devons au contraire de voir les nôtres recherchés et prospères.

Les Bertrand, les Daralde, les Gerdy, les Allard, les de Puysaie, nous ont laissé leurs exemples ; les Pidoux, les Durand-Fardel, les Lambron, les Verjon et tant d'autres montrent à la jeune génération la route qu'elle doit suivre.

Nous tous, représentants de cette autorité à la fois médicale et administrative, qui a porté si haut l'étude de la science hydrologique, ne nous laissons pas intimider par ces menaces de suppression que des envieux réclament au nom de la liberté.

Ayons confiance dans la sagesse des hommes qui dirigent

les intérêts du pays et si, contre notre attente, l'inspectorat venait à disparaître, ne nous resterait-il pas, à nous, les travailleurs du passé, l'amour de l'étude et la foi dans l'avenir.

Élevons notre profession déjà si belle à la hauteur d'un sacerdoce. Si nous guérissons quelquefois, tâchons de soulager toujours. Quand un insuccès vient nous attrister, que la main sur la conscience, ce juge qui ne se trompe jamais, nous puissions nous dire que nous avons tout fait pour l'éviter.

Si, au contraire, le succès couronne nos efforts, n'en retenons pour nous qu'une faible part, et souvenons-nous toujours de cette pensée sublime d'Ambroise Paré : *Je l'ai pansé, Dieu l'a guéri.*

Autun. — Imprimerie Dejussieu père et fils.

www.ingramcontent.com/pod-product-compliance
Lightning Source LLC
Chambersburg PA
CBHW050441210326
41520CB00019B/6027